AF299502

VARIÉTÉS MÉDICALES

ET

CHIRURGICALES.

LES

DENTS ARTIFICIELLES,

LEUR UTILITÉ, LEUR IMPORTANCE

Dans l'exercice des principales fonctions de la vie,

Par Ange BORELLA et Constant LÈWI,

CHIRURGIENS et MÉCANICIENS-DENTISTES

de Paris et de Turin,

DÉFINITIVEMENT FIXÉS A ALAIS,

Place Saint-Jean, Maison Teissier.

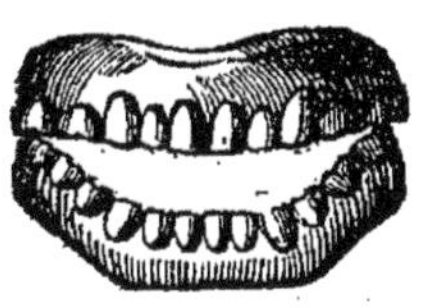

En tournée à

pour   jours. Logés

Reçoivent de 10 à 4 heures.

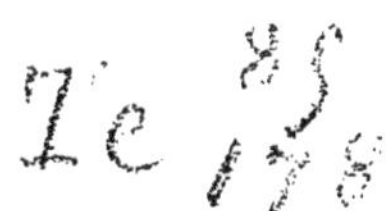

Alais, Typographie et Lithographie de Ve VEIRUN.

AVIS AUX DAMES.

—◆—

> Beauté que la nature enfanta pour sa gloire,
> Sans ce bel ornement de corail et d'ivoire,
> Où folâtrent les jeux, le plaisir et l'amour,
> Charmeriez-vous les yeux et les cœurs tour-à-tour ?
> Ces perles qu'arrangea dans une bouche aimable,
> Le petit dieu malin qui commande en vainqueur,
> Trouveront en mon art un secours favorable
> Si jamais quelque tache en ternit la blancheur.
>
> LE DENTISTE DES DAMES.

Des soins que l'on doit apporter à la Bouche.

La perte d'une seule dent ne saurait trop éveiller l'attention des personnes qui ont le malheur de les perdre fort jeunes, car de la perte d'une première dent dépend souvent la détérioration de toutes les autres, et il ne faut pas s'y tromper, puisque la carie n'est autre chose qu'une peste qui se communique d'une dent à l'autre, si l'on n'a soin, sitôt que l'on voit cette maladie ou, pour mieux dire, cette épidémie, se porter sur un de ces puissants ostéides, si l'on n'a soin, disons-nous, de mettre en usage le secours de l'art du dentiste. Si c'est sur une incisive que la maladie se prononce, il n'est pas rare de voir, quelques mois plus tard, l'autre incisive de droite ou de gauche subir le même sort que la première ; et, ce qui n'est pas rare encore, c'est de voir ces premières entraîner dans leur chute les petites incisives, leurs plus proches voisines, et ainsi de suite jusqu'à ce que toutes aient subi le même sort. Il ne faut pas attribuer la perte des dents, comme plusieurs personnes le font, à un simple coup-d'air. C'est ainsi que nous en voyons journellement dont la bouche, au lieu d'exhaler une haleine douce et suave comme autrefois, ne présente plus qu'un véritable foyer d'infection produit par une épaisseur considérable de tartre qui recouvre le peu de dents qui leur reste, en altère l'émail, les déchausse et finit toujours par les tirer hors de leur alvéole. Après avoir visité des bouches semblables, demandez à ces personnes la cause de la perte de leurs dents, elles vous répondront immédiatement : « C'est un coup d'air ; j'ai habité un lieu humide ; je suis sorti souvent tête nue, » et plusieurs autres raison de ce genre qu'il serait trop long de rappeler ici.

Mais si vous demandez à ces mêmes personnes quel est leur dentiste, elles vous répondront avec naïveté que jamais de leur vie elles n'ont eu besoin de son ministère ; elles se feront, pour ainsi dire, un honneur de ce que jamais de leur vie un dentiste n'a eu l'avantage de leur mettre un instrument dans la bouche, pas même pour se faire enlever la plus légère couche de tartre. Et d'autres, honteuses de l'état de leur bouche en putréfaction, vous répondront qu'elles ont toujours appréhendé de se faire nettoyer les dents, de peur qu'on les leur abîmât ou crainte de souffrances.

Les soins à apporter à la bouche sont fort simples et peu coûteux ; ils consistent tout bonnement à faire visiter sa bouche de temps en temps par un dentiste consciencieux et habile, à faire mastiquer ses dents sitôt que l'on s'aperçoit qu'il y en a une qui se carie, et à ne pas attendre que cette dent fasse souffrir (1) avant de se présenter chez le dentiste.

---

(1) Nous croyons devoir rappeler ici que notre nouveau mode de mastication des dents cariées a pour but d'empêcher les progrès de la carie, de cautériser le nerf dentaire et d'éviter, par ce moyen, l'extraction, opération toujours douloureuse.

AVIS AUX VIEILLARDS.

Une bouche est indispensable
Pour manger sa part d'un repas,
Mais mâcher est un préalable
Quand les morceaux ne fondent pas.
Le nez respire et la main touche
De Comus, les dons succulents;
Mais à quoi bon ouvrir la bouche,
Si par malheur elle est sans dents.

UTILITÉ INCONTESTABLE

des

DENTS ARTIFICIELLES

Pour la beauté, l'agrément, la prononciation & la santé.

Les avantages que l'on retire d'une dentition artificielle ne sauraient être, de nos jours, un instant mis eu doute. Il est certain que ceux qui ont de bonnes dents, principalement les grosses molaires, ou autrement dit les *mâchelières*, ne peuvent encore savoir tout le prix qu'ils doivent attacher à la conservation de leurs dents.

Mais c'est principalement aux vieillards qui en sont privés depuis longues années que nous nous adressons, nous estimant trop heureux si nous pouvons parvenir à leur faire comprendre que depuis qu'ils ne possèdent plus cet organe qu'on appelle, à juste titre, le moulin de la vie; que depuis ce moment, disons-nous, les aliments arrivant à l'estomac sans être *triturés, broyés, mâchés,* ou autrement dit en boulettes, déterminent des indigestions continuelles; leur estomac se délabre journellement, et la meilleure nourriture devient pour eux un poison lent contre lequel viennent échouer plus tard toutes les ressources de la médecine.

Il n'est pas rare de voir, de nos jours, des personnes privées de leurs dents, être des vieillards dès l'âge de 40 ou 50 ans. Leur estomac débile, tout en affaiblissant leur santé primitive, donne à leur physionomie un air sombre et taciturne; leurs yeux n'ont plus de vivacité ni d'expression, et de cette bouche d'où jadis sortaient des sons si clairs, il n'en sort plus maintenant, qu'à de longs intervalles, des mots sourds et inarticulés.

Mais c'est principalement de la santé qu'il faut s'occuper, de ce don précieux qui peut seul charmer l'existence de l'homme.

Le malade alité appelle près de lui tous les secours de la médecine pour des indispositions qui souvent ne sont d'aucune importance.

Mais le vieillard qui voit sa santé s'affaiblir de jour en jour, faute d'une nourriture réglée qu'il ne peut plus prendre, hésite longtemps, craint même d'appeler à son aide les secours de l'art du dentiste, de peur d'affecter une trop grande coquetterie. On ne saurait trop s'élever contre une pareille manière de voir. Est-ce de la coquetterie d'appeler à son aide les secours de la médecine pour éloigner de quelques jours la mort qui nous menace? Est-ce de la coquetterie de recourir à l'art du dentiste pour recouvrer sa santé que l'on voit s'affaiblir journellement? Nous pourrions nous étendre longuement sur ce sujet, mais nous croyons en avoir assez dit pour prouver aux personnes sensées qu'une dentition artificielle n'est pas un objet de coquetterie, mais bien un meuble d'utilité, nous dirons même, indispensable à la beauté, l'agrément, la prononciation et la santé.

LES DENTS ARTIFICIELLES,

Leur utilité, leur importance dans l'exercice des principales fonctions de la vie.

Les dents artificielles, comme l'indique leur nom, sont destinées à remplacer celles que les maladies, les accidents ou toute autre cause ont altérées ou détruites. Lorsqu'elles sont habilement rapportées, et surtout fixées d'une manière solide, elles rendent absolument les mêmes services que les dents naturelles ; comme elles, elles servent à broyer les aliments, à retenir la salive, à faciliter les digestions et à procurer à la voix une articulation distincte et facile.

Une autre avantage des dents artificielles, c'est de contribuer au maintien et à la solidité des dents qui échappent ainsi aux ravages de la carie, surtout quand ces dernières sont longues et susceptibles de se déchausser ; de plus, elles servent à contenir les bords alvéolaires, et s'opposent au rétrécissement de la voûte palatine. Mais pour remplir le but auquel elles sont destinées, on exige d'elles certaines conditions.

Elles doivent d'abord imiter exactement la nature, soit par leur couleur, soit par leur position ; il faut, en outre, que la durée et la solidité en soient telles, qu'elles mettent le moins possible dans la nécessité de recourir au dentiste. Enfin, elles doivent s'appliquer avec la plus grande précision aux bords alvéolaires, sans exercer la moindre douleur ni la moindre pression.

DES FUNESTES EFFETS

de

LA PERTE DES DENTS

Sur la prononciation & la beauté.

> Il n'est point de belles femmes avec de vilaines dents,
> Et avec de belles dents il n'est point de femmes laides.
> J.-J. Rousseau.

Les dents, comme l'a dit avec raison un médecin célèbre, sont le plus bel ornement de la figure humaine. Leur régularité, leur blancheur constituent ces ornements; ces qualités flattent nos regards et ajoutent de nouveaux agréments à la beauté des traits ou du visage.

La bouche excède-t-elle les proportions de son dessin, ordinairement de belles dents dissimulent cette erreur de conformation, et souvent le même prestige qui résulte d'une denture parfaite est tel, qu'il nous semble que cette bouche ne serait pas bien si elle était plus petite.

Voyez-vous sourire cette dame dont la bouche fendue laisse voir trente-deux perles éblouissantes? vous ne serez pas tenté de remarquer le diamètre de la bouche; toute votre attention se portera sur la beauté de ses dents et sur la grâce d'un sourire qui nous les montre avec complaisance.

Cette parure naturelle sied également aux deux sexes; elle se fait remarquer dans l'homme et lui fournit les moyens d'exprimer d'une manière claire, facile et prompte, ses sensations, ses affections, tout ce qui résulte, en un mot, de l'exercice de ses facultés intellectuelles. Le noir Africain cesse d'effrayer la beauté timide lorsqu'il lui montre ses dents éclatantes de blancheur.

Mais ce sont les femmes principalement, dont la destinée est d'embellir l'existence de l'homme, qui commencent à sentir tout le prix qu'elles doivent attacher à la conservation de leurs dents. Celles qui ont eu de belles dents n'ont pas plutôt perdu ce précieux avantage, qu'elles reconnaissent qu'il n'est pas de parure assez brillante qui puisse en faire oublier la perte.

DES SUBSTANCES

Qu'on a tour-à-tour employées pour fabriquer les Pièces artificielles, & leurs inconvénients.

Tous les arts ont d'abord cherché le simple et l'utile avant de s'occuper de l'élégant et de l'agréable. Il en a été de même des moyens employés pour remplacer par des dents artificielles celles qui venaient à manquer. La première substance susceptible d'être taillée en forme de dent a paru suffisante. On a donc employé pour cet objet des ossements de divers animaux. On s'est contenté d'abord d'une imitation grossière de la nature; les dents naturelles offrant à l'œil et à l'analyse une substance dure et osseuse, on à eu recours à la même matière et utilisé toutes les variétés : les dents de cheval, de mouton, de cerf, la nacre de perle, l'ivoire, les dents humaines, etc. Or, quelque prévenu qu'on puisse être en faveur de ces diverses substances, on est forcé de reconnaître que les dents d'animaux, par exemple, étant composées d'une substance spongieuse, doivent être rejetées à cause de leur trop grande porosité et de leur rapide décomposition.

Si, d'un autre côté, les dents humaines ont l'avantage de tromper l'œil le plus pénétrant lorsqu'elles sont convenablement choisies, qui consentirait sans répugnance, à mettre dans sa bouche des dents provenant des cimetières ou d'individus morts dans les hôpitaux de maladies contagieuses.

NOUVEAU SYSTÈME

de

DENTS ARTIFICIELLES, DENTS ET DENTIERS,

par A. BORELLA et C. LÈWI.

Par ce simple exposé, le lecteur a pu juger des dangers et des inconvénients attachés à tous ces sytèmes d'odontotechnie, qui, depuis Fauchard, ont trouvé des imitateurs et des partisans. Tel était encore l'état de la prothèse dentaire, il y a quelques années, lorsque nous résolûmes de substituer aux errements d'une méthode vieillie et discréditée, un nouveau système de dents plus en harmonie avec les exigences de la nature; nos recherches durent porter sur trois points principaux :

1° Choix de la matière la plus propre à remplacer les dents absentes;

2° La meilleure préparation à donner à cette matière pour qu'elle imitât parfaitement les nuances les plus variées de la nature;

3° Un mode particulier d'ajustement, pour que nos dentiers, soit partiels, soit complets, s'adaptassent d'eux-mêmes à l'arcade alvéolaire, et y tinssent avec solidité, sans efforts et sans douleurs.

Après bien des essais souvent réitérés, souvent infructueux, nous fûmes assez heureux pour trouver dans le règne animal une matière parfaite, d'un grain serré, d'un émail brillant, se sculptant dans les formes les plus légères et les plus variées, sans rien perdre d'une solidité à toute épreuve. Beauté, transparence, animation, elle réunissait tout.

FACILITÉ DE PLACER ET D'OTER

nos nouveaux dentiers.

D'après les anciens systèmes d'odontotechnie, il était difficile, pour ne pas dire impossible, d'ôter une pièce artificielle, sans s'exposer à des douleurs très-vives. Il n'en est pas de même avec nos nouvelles dents artificielles. Toute personne, même étrangère à l'art du dentiste, peut en effet les ôter et les placer avec autant de facilité qu'une bague au bout du doigt. Le socle du dentier adhère, il est vrai, au bord alvéolaire, mais la pression n'est pas telle qu'on ait à craindre le plus léger inconvénient lorsqu'on ôte le dentier pour le nettoyer.

Enfin, par la préparation que nous faisons subir préalablement à la matière que nous employons, ces dents ne donnent aucune odeur et résistent parfaitement à l'acidité des sucs salivaires.

De la nécessité pour le dentiste de fabriquer lui-même ses pièces artificielles.

Il y a des auteurs, Gariot entre autres, qui ont soutenu qu'un dentiste ne devait s'occuper que de la pose des dents artificielles et en laisser l'exécution à des ouvriers mécaniciens salariés à cet effet. Nous ne saurions trop nous élever contre une pareille manière de voir. Comme l'a dit en effet, avec raison, un praticien distingué qui s'est acquis une réputation par ses importants travaux sur l'art du dentiste : « En quoi que ce soit, il faut, au
» besoin, pouvoir mettre la main à l'œuvre et avoir assez
» d'activité et d'amour de son art pour le faire souvent.
» C'est le simple bon sens qui nous indique un précepte
» que nous nommerons trivial : en toute chose, pour
» devenir *maître*, il faut avoir été apprenti. Le public,
» qui en cela est le meilleur juge que nous puissions

» invoquer à l'égard de notre dire, lorsqu'il fait l'éloge
» d'un bon dentiste, ne manque jamais d'ajouter qu'il
» construit ses dentiers lui-même. Ainsi donc, avant
» d'embrasser cette profession, il faut bien consulter ses
» goûts, ses aptitudes, et avoir acquis la conviction
» qu'on est doué d'une habileté naturelle en fait de con-
» ception mécanique. »

OBTURATEURS DU PALAIS.

Cet appareil est appelé à rendre d'immenses services;
aussi a-t-il été l'objet constant de nos études.

Il a pour but de réparer les dégâts de la voûte palatine, qui prennent parfois des proportions effrayantes et
jettent le malade dans un tel état de découragement,
que plusieurs se sont suicidés, n'ayant plus d'espoir de
guérison.

A la suite de ces affections, le malade perd peu à peu
l'usage de la parole : les sons de la voix se perdant dans
la tête à cause des trous qui percent le palais et détrui-
sent souvent cette partie de la bouche en entier; de
sorte que le malade est non-seulement contraint à un
mutisme pénible mais encore perd la faculté de manger.

Les aliments s'introduisant dans ces ouvertures, obs-
truent les cavités nasales et déterminent l'étouffement.
On ne peut boire qu'à grand peine vu que les liquides
ressortent aussitôt par le nez.

Nos travaux ont été couronnés d'un plein succès, grâce
à notre appareil, nous rétablissons d'une manière très-
satisfaisante les parties détruites.

L'appareil, à peine posé, le malade retrouve aussitôt la
parole et prend sa nourriture aussi facilement qu'au-
paravant.

APPAREIL

pour redresser les dents mal alignées des enfants.

Jusqu'ici les moyens de réparer les défectuosités premières de la dentition, ont laissé beaucoup à désirer. Nous avons enfin découvert un appareil excessivement simple, d'un usage facile et au moyen duquel les dents les plus mal alignées des enfants sont ramenées à leur position naturelle.

Cet appareil ne nécessite aucune opération, fonctionne lentement, sans gêne ni douleur, et rétablit en quelques semaines l'harmonie dans les bouches les plus mal organisées.

De ce que ne peuvent faire nos confrères.

D'après notre nouveau système d'ajustement des pièces artificielles, dont nous sommes les inventeurs, et d'après la promptitude avec laquelle nous exécutons ces ouvrages, il nous est permis de livrer un râtelier en 24 heures; et, par conséquent, à des prix inférieurs à ceux de nos confrères, vu le temps infini qu'il leur faut pour la construction de leurs pièces.

Désirant nous faire une réputation, que nous nous efforcerons de mériter, nous prévenons les personnes qui voudront bien nous honorer de leur confiance, qu'aucun de nos râteliers, soit partiels, soit complets, ne sortira de nos mains sans être accompagné d'une garantie.

CERTIFICATS.

Nous soussignée, supérieure de l'adoration perpétuelle du Sacré-Cœur, d'Alais, déclare que MM. A. BORELLA et C. LÈWI ont exercé les fonctions de chirurgiens-mécaniciens dentistes dans notre pensionnat, avec succès et à la satisfaction générale.

Alais, 15 février 1857.

Sœur ANGÈLE de Jésus, supérieure.

Vu, pour légalisation de la signature ci-dessus,
Le Commissaire de police, BASTIER.

Je soussigné, Maximin d'Hombres, avocat, demeurant à Alais, certifie que MM. Ange BORELLA et Constant LÈWI, chirurgiens-dentistes, établis en notre ville, ont pleinement justifié ma confiance par la manière habile et prompte avec laquelle ils ont traité ma nièce, Mlle Caroline de Bonafoux, pensionnaire à la maison du Sacré-Cœur, à Alais.

En un mois de traitement, ils ont corrigé chez cette enfant un désordre complet dans la structure des dents. Plusieurs d'entre elles étaient poussées soit en dehors, soit en dedans de leurs alvéoles respectives, et se présentaient avec une irrégularité disgracieuse. Grâce aux soins intelligents et délicats de ces Messieurs et au moyen d'appareils ingénieux, perfectionnés par eux, maintenus sans la moindre souffrance dans la bouche, les dents sont maintenant alignées convenablement et toutes les défectuosités ont disparu.

En foi de quoi, pour rendre hommage à la vérité et pour exprimer une entière satisfaction, j'ai délivré le présent certificat.

Fait à Alais, le 4 mars 1857.

D'HOMBRES.

Vu, pour légalisation de la signature ci-dessus,
Le Commissaire de police, BASTIER.

Je soussigné, docteur en médecine de la faculté de Paris, membre de la société de médecine pratique et d'autres sociétés savantes, ex-chirurgien-major des armées impériales et de la dixième légion d'infanterie de la capitale, chevalier de plusieurs ordres et officier de la Légion-d'Honneur, ci-devant à Paris, 57, rue du Cherche-

Midi, faubourg Saint-Germain, et actuellement à Brignoles, 5, rue Curny, près du couvent.

Atteste que M. BORELLA, élève de la faculté de Paris, chirurgien-dentiste de la faculté de Turin, qui a bien voulu secourir un bon nombre de mes clients de cette ville, et entr'autres madame veuve Martin, ma fille, qui souffrait depuis fort longtemps, d'une manière surnaturelle, d'un désordre dans les dernières molaires des deux maxillaires supérieur et inférieur, et qu'il a eu le bonheur d'extraire avec la douceur et l'habileté qui le caractérisent, est une personne fort honorable et digne de la confiance pleine et entière de tous ceux qui seront assez heureux pour le connaître et apprécier les bons soins qu'il est dans le cas de leur donner.

Brignoles, le 21 juin 1856.   A. ARNAUD.

Vu, pour légalisation de la signature ci-dessus,
Le Commissaire de police, HEUDINOT.

Je soussigné, certifie avec un vif plaisir que MM. A. BORELLA, chirurgien-dentiste de Turin, et C. LÈWI, de Paris, demeurant provisoirement à Marseille, ont donné leurs soins à ma famille avec un savoir-faire et une délicatesse au-dessus de tous éloges.

Marseille, le 15 janvier 1856.   Comte de CASTELVY,
(Légalisé)   Ancien ministre des finances d'Espagne.

Le supérieur du petit séminaire de la Côte-Saint-André (Isère), certifie être très-satisfait des soins que MM. BORELLA et Cⁱᵉ ont donnés aux élèves et maîtres de l'établissement.

La Côte-Saint-André, le 27 février 1856.

Le supérieur du petit séminaire, TROUILLOUD, chanoine honoraire ;
les abbés TERMOZ, BELLEMIN, GIRARD, SOLEYMA, PONCIN, DUPUY.   (Légalisé.)

Je soussigné, J.-J. Fauriel, pasteur, à Luc (Drôme), certifie que MM. A. BORELLA et C. LÈWI sont de bien habiles praticiens.

Ils m'ont posé un ratelier de 28 dents dont je me sers très-bien soit pour la parole, soit pour la mastication, et sans en éprouver la moindre gêne.

Luc, le 7 mai 1856.   J.-J. FAURIEL, pasteur.   (Légalisé.)

Abonnements à l'année.

Les sus-nommés sont porteurs d'un grand nombre
de Certificats légalisés.

9 782019 288044